TRAITEMENT

DES

ULCÈRES CALLEUX

PAR LES SCARIFICATIONS RADIÉES

PAR

Alphonse-Eugène CHAUSSAT

DOCTEUR EN MÉDECINE DE LA FACULTÉ DE PARIS

Externe des hôpitaux de Paris

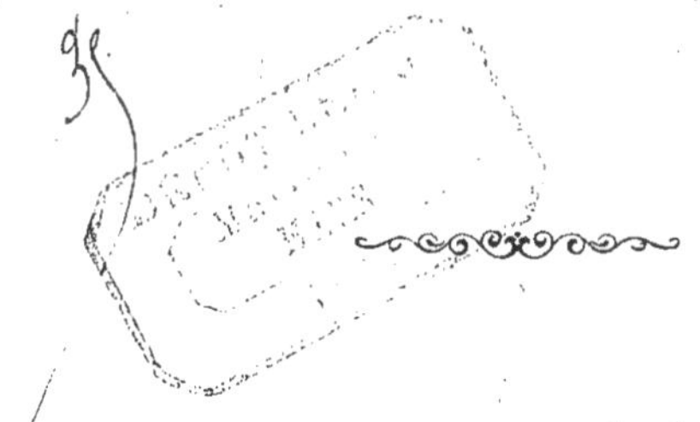

PARIS

ALPHONSE DERENNE

52, Boulevard Saint-Michel, 52

1883

TRAITEMENT

DES

ULCÈRES CALLEUX

PAR LES SCARIFICATIONS RADIÉES

PAR

Alphonse-Eugène CHAUSSAT

DOCTEUR EN MÉDECINE DE LA FACULTÉ DE PARIS

Externe des hôpitaux de Paris

PARIS

ALPHONSE DERENNE

52, Boulevard Saint-Michel, 52

1883

A M. LE DOCTEUR VIDAL

Médecin de l'hôpital Saint-Louis
Officier de la Légion d'honneur

Témoignage de profonde reconnaissance.

A MON PRÉSIDENT DE THÈSE

M. LE PROFESSEUR S. DUPLAY

Chirurgien des hôpitaux
Membre de l'Académie de Médecine

A MES MAITRES DANS LES HOPITAUX

TRAITEMENT

DES ULCÈRES CALLEUX

par les Scarifications radiées

INTRODUCTION

Dans le traitement chirurgical des maladies de la peau, il est un procédé, né d'hier, et qui tient cependant une bien grande place dans la thérapeutique de certaines affections cutanées : nous voulons parler des scarifications, et par scarifications nous entendons l'opération telle qu'on la pratique aujourd'hui.

« M. E. Vidal a généralisé cette méthode curative de « la façon la plus heureuse et la plus efficace et a rendu « ainsi à la médecine pratique et utile un service des plus « signalés. » Barthélémy, Annotations de la traduct. du Traité des maladies de la peau, de Duhring. P. 580.

Pendant que nous avons eu le bonheur de suivre les leçons de notre savant maître nous avons pu être témoin de ses patientes recherches pour perfectionner, simplifier le procédé et en étendre les applications, et souvent nous avons vu le succès couronner ses efforts.

Tout le monde connaît les merveilleux résultats qu'il

fournit tous les jours entre ses mains, et le perfectionnement est tel qu'il semblerait ne pouvoir l'être davantage s'il satisfaisait les sévères exigences du médecin de l'hôpital Saint-Louis.

Nous sommes loin, en effet, du temps où A. Dubini (1864) l'inventeur, employait un instrument d'acupuncture plutôt pour faciliter l'action de ses caustiques, que comme moyen thérapeutique réel, et que Volkmann se servait de curettes gigantesques pour faire le râclage de la néoplasie lupique. Aujourd'hui manuel opératoire et instruments tout est réglé, tout est modifié.

Ce n'est plus un adjuvant des pommades et autres topiques, c'est une véritable méthode thérapeutique.

Les applications sont déjà nombreuses ; en effet, après ces horribles maladies : le lupus vorax, le lupus tuberculo-ulcéreux dont il arrête la marche envahissante souvent dès la première séance il a été employé avec succès dans la couperose, dans la séborrhée fluente, dans l'impétigo-sycosiforme, dans la kéloïde.

Les résultats qu'il a donnés dans un autre genre d'affection où on retrouve cependant l'infiltration et l'induration du derme, les ulcères calleux, paraissent devoir être aussi beaux que les précédents.

C'est cette dernière application que nous nous proposons d'étudier, content, si dans ce travail nous pouvons être l'interprète fidèle des idées du maître.

Nous diviserons notre étude en trois parties.

Dans la première nous ferons un historique rapide des procédés qui se rapprochent de celui qui nous occupe.

Dans la seconde, nous étudierons la symptomatologie

des cas où les scarifications ont été employées et le manuel opératoire.

Nous fournirons aussi à l'appui quelques observations tout en regrettant le petit nombre et l'état incomplet de quelques unes.

Dans la troisième, nous étudierons leur action et montrerons leurs avantages.

Mais avant d'aller plus loin, qu'il nous soit permis de remercier M. le docteur Vidal qui a bien voulu nous guider dans le choix de notre sujet et nous aider de ses conseils.

Nous sommes heureux d'offrir à M. le docteur Périer, chirurgien de Saint-Antoine, à M. le docteur Hutinel, médecin de Lourcine, à M. le docteur Farabœuf, directeur de l'Ecole Pratique, l'hommage sincère de notre plus vive reconnaissance pour la bienveillance que ces savants maîtres nous ont montrée dans le cours de nos études.

Nous adressons aussi à M. le professeur Duplay le témoignage de notre profonde gratitude pour l'honneur qu'il nous a fait en acceptant la présidence de notre thèse.

CHAPITRE I

« De tous les maux qui désolent l'humanité, l'ulcère
« de jambe est sans contredit l'un de plus fréquents et
« aussi l'un des plus fâcheux, comme le dit Ph. Boyer,
« parce qu'il atteint principalement la classe inférieure
« de la société. » Or il est un fait digne de remarque ;
c'est que plus une affection est commune, plus les moyens
proposés pour la guérir sont nombreux et variés. Aussi à
quelle quantité considérable de travaux a donné lieu la
cure des ulcères ! Combien sont nombreux les médicaments
et les recettes de toutes sortes qui ont été employés tour à
tour !

« Il n'est pas de remèdes, pour ainsi dire, qui n'aient
« été employés pour guérir les ulcères de jambes. Les
« agents de la nature et de l'art, à la fois les plus violents
« et de propriétés les plus opposées, ont été tour à tour
« mis à contribution. » Conté. *Arch. gén. médecine,*
t. III, 1843.

Malgré ces nombreux travaux, malgré tous ces médicaments, n'arrive-t-il pas de rencontrer tous les jours des
ulcères pour lesquels ils sont impuissants ?

Nous ne voulons cependant pas dire que toutes les médications proposées jusqu'alors soient mauvaises ; non, car telle ou telle peut compter à son actif des succès qu'on ne saurait nier ; nous ne voulons pas dire non plus que le procédé que nous allons exposer réussira partout et toujours, mais ce que nous ne craignons pas d'affirmer, c'est que dans certains cas d'ulcères, et précisément dans les cas les plus rebelles à tous les traitements, dans ceux qu'on appelait, il y a une quarantaine d'années, *ulcères incurables*, il rendra des services signalés et hâtera la guérison.

Nous avons été témoin, à l'hôpital Saint-Louis, dans le service de M. le docteur Vidal, à qui revient l'honneur de la découverte, de succès indiscutables qu'il a fournis.

Ce procédé est nouveau assurément, mais depuis bien longtemps les auteurs avaient compris que, dans certains ulcères, les médicaments en vogue n'étaient pas suffisants pour amener la guérison, qu'il fallait substituer une inflammation franche à l'inflammation chronique, modifier la vitalité des parties environnantes, et avaient cherché par quels moyens ils pourraient intervenir.

Beaucoup de méthodes ont été proposées.

La cautérisation par les caustiques, l'incision, l'excision des bords, le râclage, les mouchetures au thermo-cautère, l'incision circonférentielle, ont été tour à tour en honneur.

En parcourant certains ouvrages, nous avons même trouvé le terme *scarifications* assez souvent employé, sans savoir au juste à quel genre d'opération il s'applique, car nous n'avons trouvé aucun document, aucune observation pour nous éclairer sur ce point.

Déjà vers 1580, reprenant les idées de Galien, qui dans son traité de la méthode (Liv. IV, ch. II), conseille de couper les bords de l'ulcère toutes les fois qu'ils sont durs et décolorés, A. Paré dit : « En l'ulcère, tant pour la né-
« gligence du chirurgien que pour la faute du malade, il
« survient une chair superflue, plus qu'il n'est besoin,
« estant quelquefois environnée de bords ou lèvres dures
« et calleuses. Si telle chair est mollasse ou boueuse se
« pourra oster par les remèdes dessicatifs . . . . . .
« . . . .
« et où tels remèdes ne seront suffisants, la chair estant
« dure et ferme, il faudra d'iceux passer aux caustiques
« ou bien les couper. . . . .
« Que si les callosités estant si dures que les remèdes ne
« pussent faire leur opération faudrait premièrement les
« *scarifier* ou bien les couper du tout, afin de donner
« prise aux médicaments, et ce iusques au vif. »

Œuv. de A. Parè, Liv. II, page 253. Ed. Malgaigne.

Nous ne nous occuperons pas de savoir comment A. Paré faisait ce qu'il appelle *scarifier*, car, nous le répétons, nous n'avons trouvé aucune explication ; mais nous voyons clairement une chose, c'est que l'auteur n'avait nullement compris l'importance et les avantages de cette intervention chirurgicale, car il nous dit lui-même que c'est pour faciliter l'action des topiques qui, quand les callosités sont trop dures, ne font aucun effet.

En lisant ce passage d'A. Paré nous songeons malgré nous au début du traitement du lupus par les scarifications, au temps où Dubini se servait du réveilleur (Ridestatore) pour faciliter l'absorption de sa pommade mercurielle sans

soupçonner le moins du monde sa véritable action thérapeutique. N'est-ce pas là un curieux rapprochement dans
l'histoire du traitement de ces deux maladies cependant
bien différentes !

Un chirurgien d'Edimbourg qui s'est beaucoup occupé
de cette grande question des ulcères, Benj. Bell, reconnaît
la nécessité d'avoir recours au bistouri pour faire disparaître les callosités des bords des vieux ulcères ; car, dit-il,
« tant qu'il en restera l'on se flattera en vain d'obtenir la
« guérison par quelques applications que ce soit. » B. Bell.
Traduction de Bosquillon. Page 171.

Boyer ne paraît pas être partisan des pratiques chirurgicales car il préconise le repos et les émollients ; cependant il ajoute : « Considérant avec quel soin des auteurs
« ont recommandé de varier les applications dans le trai-
« tement des ulcères calleux, de scarifier, d'inciser même
« les bords, on aura de la peine à se persuader qu'un
« traitement aussi simple puisse suffire pour les guérir. »
Boyer. *Traité des maladies chirurgicales*. T. II.

Aussi ne suffit-il pas, ou, si dans quelques cas la guérison arrive, elle se fait attendre si longtemps qu'on est
autorisé à dire qu'elle est le fait de la nature plutôt que
des moyens thérapeutiques employés.

Ph. Boyer, dans un rapport au conseil des hôpitaux
(1831), explique longuement les résultats satisfaisants que
lui a donnés un nouveau genre de traitement des ulcères,
celui d'Underwood et de Baynton modifié.

Comme son père, il semble opposé aux manœuvres chirurgicales ; mais la force même des choses l'oblige à recon-

naître que son pansement ne réussit pas toujours, et il est ame é à diviser les ulcères calleux en deux classes :

1° Ceux qui sont guéris par les bandelettes de diachylon comme ils le seraient par les émollients et le repos ou *ulcères curables.*

2° Ceux pour lesquels les bandelettes échouent complétement ou *ulcères incurables.*

« Ces derniers ne peuvent être guéris par les moyens
« ordinaires, dit Ph. Boyer, et ce n'est pas d'eux qu'il faut
« s'occuper, c'est de la maladie de la peau qui les accom-
« pagne et qui les occasionne, aussi mon traitement a-t-il
« été tout à fait inutile. »

Il cite deux observations. Nous allons résumer la première.

Un charretier, âgé de 51 ans, a les membres abdominaux d'un volume énorme. La jambe gauche mesure au mollet 40 cent., et 30 cent. au-dessous des malléoles ; la jambe droite a 31 cent. au mollet et 23 au-dessous des malléoles. « Il portait trois ulcères (Boyer ne « donne pas la dimension ni la description) qui certainement ne se se- « raient *jamais guéris, si le malade eût continué mon traitement,* « *quand je l'ai employé chez lui j'étais persuadé de son inutilité,* « *mais je voulais en avoir la preuve.* »

Chez ce malade il y avait évidemment de la pachydermie (ou état éléphantiasique prononcé). Nous ne savons pas si la guérison est arrivée ; ni quels sont les autres traitements auxquels on l'a soumis, mais nous sommes persuadé que les scarifications radiées ou quadrillées auraient donné dans ce cas d'excellents résultats, car nous avons vu un malade dans une situation à peu près semblable, porteur d'un ulcère de jambe ne mesurant pas moins de 8 cent. sur 10 guérir en moins de trois semaines (obs. I).

Dans sa thèse pour l'agrégation de chirurgie de Montpellier (1839), Rigaud s'exprime ainsi : « Les scarifica-« tions, les incisions et l'excision peuvent être réclamées « dans les ulcères par diverses circonstances que nous « allons étudier .   .   .   .

.   .   .   .

« M. Lallemand emploie les incisions dans les ulcères « calleux comme moyen de débridement des bords dont « il considère la résistance comme un obstacle à la cica-« trisation. Les *scarifications* sont aussi employées comme « moyen de débridement des bords. On peut les considé-« rer encore comme modifiant leur vitalité propre. C'est « de la même manière qu'agissent les sangsues dont plu-» sieurs praticiens font usage. » Rigaud. Thèse de Montpellier, 1839.

Nous sommes de l'avis de Rigaud quand il nous dit que les scarifications sont un moyen de débridement efficace et qu'elles modifient profondément la vitalité propre des tissus. Cependant nous aurions voulu trouver quelques indications sur le *modus faciendi* ou quelques observations, mais cet auteur, pas plus que les autres, ne donne aucune explication.

Aussi nous sommes-nous demandé si, tout en proposant ces moyens qui, sauf l'excision et le râclage qui sont peut-être les moins rationnels ou tout au moins les plus douloureux, ne sont que des termes vagues, ne s'appuyant sur aucune description, les chirurgiens les avaient réellement pratiqués, ou si on doit comprendre sous le nom de scarifications quelques coups de bistouri donnés çà et là, au hasard dans les bords de l'ulcère.

Ajoutons que nous avons consulté avec soin la clinique de M. Lallemand, à laquelle Rigaud fait allusion. Dans cette clinique, recueillie par E. Verdier, il est traité des ulcères syphilitiques, variqueux, atoniques et des plaies anciennes ; mais le professeur de Montpellier ne préconise nullement les incisions ou les scarifications ; il n'en fait aucune mention, bien au contraire il recommande les cataplasmes et les bandelettes de diachylon (*Journ. des Conn. médicales de Montpellier* 1834, p. 63).

Voilà tout ce que nous trouvons jusqu'en 1840 dans les auteurs qui se sont occupés de cette question.

Nous voyons qu'à part quelques mots vagues, sans signification précise, puisqu'ils ne s'appuient sur aucun exemple, la grande thérapeutique des ulcères est le repos, les émollients et les bandelettes ; et que si quelques chirurgiens ont été dominés par l'idée qu'il fallait faire succéder à une inflammation chronique, une inflammation vive et franche ils ont généralement cherché l'agent de cette substitution parmi les topiques caustiques.

Enfin en 1853, un auteur anglais, Gay, chirurgien de Royal free Hospital, publia l'observation d'un ulcère de jambe guéri rapidement après qu'il eut circonscrit par une incision en fer à cheval, la partie inférieure de l'ulcère. L'incision faite dans les parties saines était distante des bords de deux pouces et demi. Cette observation reproduite dans un compte rendu des Archives de médecine de la même année a été le point de départ d'un mode de traitement préconisé en France par M. le professeur Dolbeau, celui de l'incision circonférentielle.

Dans une thèse de 1875, faite sous l'inspiration du maître, M. Lafaye explique ce mode de traitement et en donne les résultats.

Comme c'est le meilleur ouvrage publié ou plutôt le seul qui se rapproche du sujet que nous traitons, nous le mettrons volontiers en parallèle toutes les fois que nous aurons l'occasion, et nous n'aurons pas beaucoup de peine à montrer la supériorité du procédé que M. le Dr Vidal a expérimenté à Saint-Louis.

CHAPITRE II

Nous n'entreprendrons pas de discuter la pathogénie des ulcères, car qu'on interprète leur formation de quelque manière on voudra, qu'on accepte la théorie des absorbants avec Hunter ou celle des humeurs âcres avec Vidal de Cassis il est un point sur lequel aujourd'hui tout le monde est d'accord : c'est que quand l'ulcère existe on doit faire son possible pour le guérir.

Nous laisserons aussi de côté l'anatomie pathologique. Ces questions ont été traitées depuis longtemps et par des auteurs plus autorisés que nous.

Cependant avant d'aborder la description du procédé, il nous paraît bon de donner la symptomatologie des cas où il a été employé.

Les ulcères calleux, dit Boyer, sont « ceux dont le fond,
« les bords et les environs sont durs et dans un état habi-
« tuel d'inflammation chronique.... Ces ulcères sont très
« communs chez les gens du peuple ; ils sont le résultat
« de leur négligence pour les blessures. »

Boyer. *Traité des maladies chirurgicales*, T. II, p. 801.

En effet, il arrive tous les jours de rencontrer, soit dans les services, soit aux consultations, soit dans la clientèle particulière des malheureux, porteurs de larges ulcères, d'un aspect sale et dégoûtant entretenus soit par des varices, soit par la syphilis, soit par toutes autres causes.

Qu'on interroge ces malades, ils diront que ces plaies existent depuis longtemps, qu'elles se sont même quelquefois fermées, puis rouvertes, et que depuis un temps plus ou moins long, elles n'ont plus aucune tendance à la cicatrisation, quoiqu'ils aient employé concurremment avec des remèdes donnés quelquefois par des praticiens distingués des recettes de charlatans ou des pommades de pharmaciens.

Si on examine ces surfaces ulcérées, on les voit entourées de bords taillés à pic, quelquefois réguliers, d'autres fois, au contraire, déchiquetés, festonnés, durs, épais, formant comme un bourrelet autour de la plaie. Le fond de l'ulcère déprimé, presque toujours très profond « est fréquemment « lisse et dépourvu de bourgeons charnus ; il paraît quel- « quefois comme fendillé, et l'ichor qu'il sécrète est plus « séreux que purulent » (Follin), *Traité de path. externe*, T. I, ou est rempli de bourgeons charnus petits, grisâtres, généralement indolents, ou peu douloureux, quelquefois cependant enflammés, fournissant une grande quantité de matière sanieuse, sanguinolente, très fétide.

Les parties environnantes ont un aspect différent suivant les cas. Presque toujours on voit une large zone d'un rouge violacé, tachetée par place de plaques plus fortement pigmentées, s'étendre plus ou moins loin sur la jambe et pouvant l'occuper entièrement.

Dans cette région, la peau est dure, brillante, tendue, résistante au toucher ; si on passe le doigt à la surface, on a une sensation de sécheresse et de petites écailles. Elle est comme soudée aux parties sous-jacentes sur lesquelles il est impossible de la faire glisser.

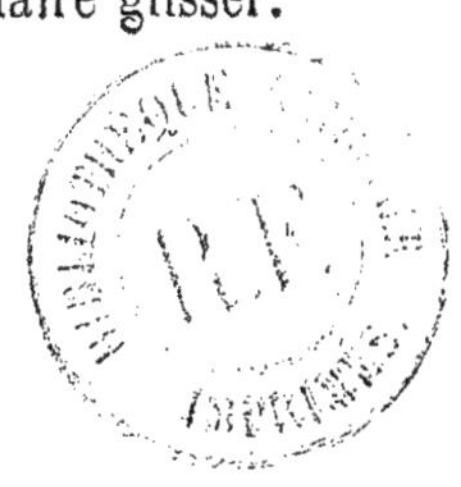

« Le système pileux et l'épiderme subissent un dévelop-
« pement considérable. » Follin.

Le membre peut avoir du reste sa grosseur normale, ou
même avoir un diamètre plus petit, étranglé qu'il est par
cette zône de tissu sclérosé, comme il le serait par une
large cicatrice contractile.

D'autres fois, au contraire, il a une grosseur anormale.

Dans ces cas, la peau n'est pas seule malade ; les parties sous-jacentes sont atteintes. Voici comment Boyer
explique ce processus morbide : « Les malades ne pouvant
« ou ne voulant pas garder le repos pendant un temps
« nécessaire pour faire cicatriser une première blessure,
« avant que l'inflammation ait complètement disparu, une
« nouvelle inflammation ne tarde pas à survenir, un repos
« insuffisant la dissipe encore incomplètement. Et, de cette
« succession fréquente de nouveaux accidents inflamma-
« toires, la résolution n'ayant pas le temps de s'accomplir,
« le renouvellement rapide de l'irritation ne laissant pas
« aux vaisseaux lymphatiques le temps d'absorber la lym-
« phe qui s'est accumulée dans les mailles du tissu cellu-
« laire, cette humeur y acquiert de la consistance et main-
« tient dans la partie l'augmentation de volume que la
« première inflammation avait déterminée en même temps
« qu'elle lui communique une fermeté et une dureté con-
« tre nature. » Boyer, *loc. cit.*

En effet le tissu cellulaire est devenu dur, lardacé ; il
s'est développé dans ses mailles un tissu de nouvelle formation qui étrangle les capillaires veineux, artériels et
lymphatiques. Les filets nerveux sont aussi atteints dans
leur nutrition. Par le fait du ralentissement de la circula-

tion, leurs vaisseaux nourriciers deviennent variqueux et les nerfs ayant moins de résistance subissent la dégénérescence scléreuse ; cette dégénérescence est intra et péri fasciculaires. Ces petites varices ont été signalées dernièrement par M. le Dr Quenu, dans une étude très intéressante sur la pathogénie des ulcères, et il leur fait jouer un rôle considérable dans la formation de l'ulcération. (*Revue mensuelle de médecine et de chirurgie*, n° 10, nov. 1882).

Ce tissu de néoformation est très dur, il crie sous l'instrument tranchant quand on le coupe.

L'état œdémateux peut être limité à une partie du membre ou l'envahir tout entier ; c'est un œdème dur qui ne cède pas sous le doigt, c'est un état véritablement éléphantiasique. Ph. Boyer en faisait le premier degré de l'éléphantiasis des Arabes.

Quant aux varices, s'il y en a, dans un cas comme dans l'autre elles peuvent être superficielles et se dessiner en gros cordons durs et sinueux sous la peau, ou être profondes et alors il faut les chercher avec soin pour les trouver.

Du reste on a remarqué avec raison « le défaut de rap-« port qui fréquemment existe entre le développement des « varices et la production des ulcères. » Quénu.

Ces deux genres d'ulcères calleux, bien différents quant à la forme puisque dans l'un la peau est arrivée à son maximum de contraction, et dans l'autre à son maximum de dilatation ont un point commun : la difficulté de la cicatrisation.

C'est pour faciliter le travail de réparation et pour le hâter que M. le docteur Vidal a employé le procédé très ingénieux que nous allons exposer.

DESCRIPTION DU PROCÉDÉ.

Après avoir laissé reposer le malade pendant quelques jours et calmé, s'il y a lieu, l'inflammation par l'application de cataplasmes, M. Vidal fait à l'aide de son scarificateur ordinaire des scarifications sur les bords de l'ulcère. Le scarificateur qui jusqu'à ce jour a paru le mieux convenir au médecin de l'hôpital Saint-Louis « est un instru-
« ment à lame mince, étroite de deux centimètres et demi
« de longueur, sur deux millimètres de largeur, terminé par
« une pointe triangulaire à deux tranchants se réunissant
« sous un angle de 55° et monté sur un manche analogue
« à celui des aiguilles à cataracte . . . .
« On le tient comme une plume à écrire, délicatement,
« sans raideur, sans serrer, entre les doigts : en opérant
« on sent les variations de consistance des tissus . . .
« Il faut inciser perpendiculairement à la surface de la
« peau et non obliquemment, car on couperait les travées
« (conjonctives qu'on ne doit que dissocier pour qu'elles
« puissent servir à la cicatrisation). »
« Je fais les incisions parallèles, aussi rapprochées que
« possible les unes des autres. Je les croise immédiate-
« ment par d'autres incisions obliques formant des ha-
« chures, et je fais même souvent, lorsque je trouve cette
« scarification insuffisante, d'autres incisions quadrillant les
« premières obliquement ou perpendiculairement de telle

« sorte que j'arrive à avoir des bords hachés, dilacérés
« en tout sens » Clin. de M. Vidal. *France médicale* 1881.

Cette description est empruntée à une clinique de M. Vidal sur le traitement chirurgical du lupus, car, la maladie,
à part bien entendu le manuel opératoire, est le même
dans les deux cas.

Ces incisions quadrillées en tous sens n'empiètent pas
ou très peu sur les parties ulcérées, mais s'étendent dans
les parties saines de 2 à 3 centimètres suivant le degré
d'induration et l'élévation des bords.

Elles comprennent le derme et ne sont jamais assez profondes pour arriver à l'aponévrose superficielle comme l'incision circonférentielle de Dolbeau.

La perte de sang à la suite de cette opération est peu
considérable : l'agent hémostatique est comme pour les
scarifications du lupus un léger flocon d'ouate qu'on laisse
appliqué pendant deux ou trois heures et qu'on remplace
ensuite par des cataplasmes pendant un jour ou deux.

Au bout de ces deux jours la légère inflammation qui
survient après les scarifications a généralement disparu ;
car toutes ces incisions se referment immédiatement par
première intention, on peut alors passer à l'emploi de la
poudre de sous-carbonate de fer.

Presque tous les malades supportent bien cette petite
opération et il n'est pas besoin d'employer l'anesthésie.
Cependant chez les sujets très impressionnables et pusil-
lanimes qui sont effrayés par l'idée seule d'une opération, quelque petite qu'elle soit, ou par la vue du sang,
chez les femmes très nerveuses, chez les hystériques, on
peut sans inconvénient aucun avoir recours à l'anesthésie

locale et employer l'appareil de Richardson, comme nous l'avons vu faire à l'hôpital Saint-Louis.

Si l'ulcère n'est pas très grand il est facile de scarifier les bords dans leur entier en une seule séance ; et, pour si peu qu'on ait l'habitude des scarifications, l'opération se fait presqu'aussi vite que la circoncision de Dolbeau. Dans ces cas aucune difficulté : mais il peut s'en présenter où l'on pourrait être embarrassé, c'est lorsque l'ulcère est très grand, ou qu'il y en a plusieurs sur la même jambe.

Dans ces deux circonstances comment doit agir le chirurgien ? La conduite à tenir dépend entièrement du malade, s'il se sent fatigué ou si pour une raison quelconque il préfère qu'on l'opère en plusieurs fois, on doit se rendre à ses vœux. Il peut même s'écouler plusieurs jours entre les deux opérations. Il en est de même si on a quelques raisons pour redouter une trop vive inflammation consécutive.

Dans le cas où il n'y a qu'une partie des bords d'indurée doit-on scarifier *quand même* les parties qui ne présentent pas de callosités ?

Pour notre part, nous ne croyons pas qu'il y eût beaucoup de mal à tout scarifier ; nous pensons même que la marche de la cicatrisation serait plus rapide ; mais ici comme plus haut il faut consulter le malade.

Cependant dans le cas où il n'y aurait pas de callosités les scarifications devraient être moins profondes et moins étendues. Elles trouveraient aussi leur application dans le cas d'ulcères ronds ; alors elles auraient, non-seulement pour but de déterminer une inflammation secondaire, mais encore de changer la forme de l'ulcère, car, comme le remarque Boyer « elle se prête peu à la cicatrisation et la rend difficile. »

Quoique nous préconisions les scarifications, nous ne voulons cependant pas dire qu'on doive les employer partout et y recourir tout d'abord ; en effet, nous nous rappelons que beaucoup d'auteurs ont blâmé cette pratique : « Les anciens pratiquaient et quelquefois les chi-
« rurgiens pratiquent encore de nos jours des mouchetures
« et même des scarifications pour dégorger ces bords et
« accélérer leur résolution. Cette méthode inutilement dou-
« loureuse surtout quand il n'existe pas une tension inflam-
« matoire aiguë dans les bords de l'ulcère, ne peut être
« mise en usage rationnel que dans des cas très rares. »
(Marjolin Dict. en 30 v.).

Mais, comme le dit Maison : « C'est l'*ultima ratio*, ce
« dernier moyen à employer contre les vieux ulcères
« qui sont entravés dans leur réparation par des causes
« toutes mécaniques. »

Dans ce passage, M. Maison dit que l'application des scarifications au traitement des ulcères a été imaginée par Balmanno Squire. Ce n'est pas exact et nous savons d'une manière certaine qu'on doit ce moyen à M. Vidal qui l'emploie depuis nombre d'années.

OBSERVATION I.

R..., 51 ans, propriétaire, entre le 15 juin 1882, n° 7 du pavillon Gabrielle, hôpital Saint-Louis.

Forte constitution, bonne santé habituelle, pas de manifestations de scrofule dans l'enfance, ni gourme, ni maux d'yeux ; pas d'antécédents vénériens, ni syphilitiques ; quelques manifestations rhumatismales depuis trois ou quatre ans pas très fortes, mais assez souvent répétées. Bon régime, bonne nourriture, boit une demi bouteille par jour, une fois du café, rarement des liqueurs.

Ce malade a des varices aux deux jambes depuis l'âge de 25 ans ; depuis ce temps, ulcérations également aux deux jambes, survenant à des intervalles plus ou moins éloignés.

Actuellement. — Vastes ulcérations occupant la face interne et externe du 1/3 inférieur de la jambe gauche et mesurant huit et dix centimètres dans leurs plus grands diamètres, à bords irréguliers, taillés à pic, durs, à surface fortement déprimée, couverts de bourgeons charnus d'un rouge blafard, donnant une grande quantité de matière sanieuse et fétide.

Les téguments sont lisses, épaissis, parsemés de tubérosités, et complètement sclérosés. La pachydermie se prolonge jusque sous la plante des pieds. De temps à autre, il survient des poussées de lymphangite, s'unissant ou non à des phénomènes fébriles.

Au-dessus de la jambe, cicatrice blanche à contours assez irréguliers et légèrement pigmentés.

Varices aux deux jambes ; celles de la jambe gauche sont fortement dilatées et se dessinent en gros cordons sous la peau. On remarque à la partie interne de cette jambe une cicatrice lisse fortement pigmentée.

Dès son entrée à l'hôpital on prescrit au malade le repos au lit, et on fait appliquer sur les parties ulcérées et enflammées des cataplasmes d'amidon.

Le 20 juin. — L'inflammation a diminué, mais n'a pas complètement disparu ; cependant, M. Vidal fait scarifier toute la partie interne de l'ulcère, dans toute l'épaisseur des bords qui sont dilacérés par l'instrument jusqu'à 1 centimètre et demi du côté des parties saines. Il s'écoule peu de sang.

21 juin. — Les parties scarifiées se sont affaissées, mais il y a une petite poussée de lymphangite, accompagnée d'un léger mouvement

fébrile et d'un peu d'embarras gastrique. Les parties environnantes sont rouges et enflammées.

Application de cataplasmes.

22. — La rougeur a presque complètement disparu, il n'y a plus de fièvre.

Applications de cataplasmes jusqu'au 27 juin.

27 juin. — L'ulcère du côté interne (partie sacrifiée) est en pleine voie de cicatrisation. Les bourgeons charnus sont bien développés et s'étendent jusque vers le centre. On scarifie la partie externe.

Pansements avec cataplasmes d'amidon pendant quelques jours, puis ensuite au sous-carbonate de fer.

Pas de nouvelle poussée de lymphangite. La cicatrisation marche rapidement, et le 7 juillet le malade peut quitter l'hôpital pour ses affaires ; il reste une petite surface ulcérée large comme une pièce de cinquante centimes.

Cette observation, tout incomplète qu'elle est, puisque le malade est sorti un peu avant la guérison totale, nous montre cependant de quelle utilité ont été les scarifications dans ce cas. En effet, dans l'espace de trois semaines, un vaste ulcère, sur une jambe éléphantiasique compliqué de callosités et ne mesurant pas moins de 8 et 10 centimètres de diamètre, a été presque complètement guéri.

Nous reviendrons dans la suite à cette observation à cause de la poussée de lymphangite qui s'est manifestée après la première opération. Cette poussée inflammatoire nous paraît ne pas être étrangère à cette guérison rapide.

OBSERVATION II

N..., Antoine, 42 ans, employé de chemin de fer, entre le 16 mars 1882, au n° 20, salle Saint-Jean (service de M. Vidal).

Ce malade est d'un tempérament strumeux ; gourmes dans l'enfance, mais ni maux d'yeux, ni maux d'oreilles, ni glandes dans le cou. Pas de diathèse rhumatismale ; chancre au gland, il y a vingt-quatre ans, suivi de manifestations secondaires principalement de plaques muqueuses.

Traitement pendant un mois.

Il y a dix ans, vaste ulcération à l'avant-bras dont il reste la cicatrice. Quelque temps après suppuration des bourses et fonte gommeuse du testicule droit, atrophie du testicule gauche à la suite.

Fluxion de poitrine dans l'enfance. Deux fois la gale.

Bon appétit, pas de toux ; fonctions régulières.

Il y a treize ans le malade a vu apparaître, à la jambe gauche, une éruption en forme de clous, puis des ulcérations qui se sont bientôt réunies pour en former trois principales.

Il y a six mois il entre chez M. Lailler où il est traité par l'iodure de potassium. Après un séjour de quatre mois il sort complètement guéri.

Actuellement. — La jambe présente à l'union de son tiers inférieur avec ses deux tiers supérieurs un étranglement considérable ; la peau y est cicatricielle, blanchâtre par place, irrégulière, mamelonnée et indurée.

Elle ne peut être plissée et adhère fortement à l'os vers la région externe.

Ulcérations suintantes et superficielles à la partie interne ; ulcérations allongées, curvilignes, à bords un peu taillés à pic, à surface grisâtre, à la partie externe. Ces dernières sont un peu douloureuses, et mesurent 5 et 8 cent. Cet étranglement de la jambe est limité en haut par des bords irréguliers descendant plus bas en avant qu'en arrière. Ces bords sont tuméfiés et forment un relief considérable ; la coloration en est noirâtre, la consistance est assez ferme.

A la partie inférieure, les bords sont moins nettement accusés. Le cou de pied est extrêmement volumineux, comme éléphantiasique. Les téguments sont indurés, assez lisses, un peu œdémateux ; cependant, à la partie externe et supérieure on constate quelques bosselures.

Le pied présente une pigmentation congénitale, s'étendant jusqu'à la partie moyenne. Cette tache qui remontait pendant l'enfance assez loin sur la jambe est brusquement arrêtée au niveau de la région antérieure du cou de pied par le tissu cicatriciel d'un blanc rosé.

Pas de douleurs osseuses.

Sur l'avant-bras droit, on voit à la face externe de larges cicatrices blanchâtres, déprimées et comme radiées à leur centre, gonflées à leur périphérie où la peau est moins amincie. Les bords irrégulièrement festonnés offrent un contour d'une coloration légèrement fauve. A la face antérieure, large cicatrice réticulée présentant les mêmes caractères. Une cicatrice semblable sur le bras droit, une autre sur l'épaule droite.

Sur l'avant-bras gauche trois grandes cicatrices semblables, dont l'une suivant le pli de flexion présente une pigmentation centrale assez marquée.

Cicatrices semblables à la partie inférieure du sternum.

Les deux testicules sont réduits à des noyaux irréguliers, bosselés. Le droit surtout adhère au scrotum par du tissu cicatriciel, et forme un noyau assez dur.

Rien à la gorge.

Compression élastique. Iodure de potassium 4 grammes. Tilleul orangé.

16 juin. — L'ulcération de la partie externe, présentant des bords à pic sans tendance à la guérison, est traitée par les scarifications.

20 juillet. — A la suite des scarifications l'ulcère est entré en voie de réparation, et à la sortie du malade la cicatrisation est presque complète. Le développement considérable des deux membres a notablement diminué.

Le malade est obligé de sortir parce qu'on évacue les salles.

26 octobre. — Le malade rentre de nouveau dans ce service.

Depuis sa sortie ayant toujours travaillé, l'ulcération n'a fait que s'accroître ; mais extrêmement lentement.

Actuellement. — Ulcération triangulaire à angles allongés dont

le diamètre varie entre un centimètre et demi et deux centimètres.
Pansement au sous carbonate de fer.

Le malade sort le 12 décembre à peu près guéri.

Nous devons les deux observations qui précèdent à l'obligeance de M. Thuvien, interne du service.

OBSERVATION III

Le commencement de cette observation à été publié par M. Maison dans sa thèse sur le pansement des ulcères par le sous-carbonate de fer (1882). Nous allons la reproduire et la compléter.

« Le nommé Fort, âgé de 40 ans, charretier, entre le 11 *mai*
« (et non le 11 avril th. Maison) à l'hôpital Saint-Louis, salle
« Saint-Jean, service de M. le Dr Vidal.

« Pas d'antécédents héréditaires à noter. Pas de trace de strume,
« pas de manifestations rhumatismales.

« Syphilis déjà ancienne; le malade se prête peu à l'interrogation
« et n'est pas intelligent.

« C'est un buveur avéré; quatre litres de vin par jour; selon lui,
« c'est la moyenne dans sa profession, et de plus, force spiritueux.

« Depuis vingt-quatre ans ce malade est atteint de varices super-
« ficielles considérables.

« Actuellement la jambe droite est le siège d'un état scléreux gé-
« néralisé de la peau, qui n'est autre que la sclérodermie deutéropa-
« thique, venue à la suite de poussées de lymphangite ; le malade
« dit, du reste, qu'il fait actuellement son neuvième séjour à l'hôpi-
« tal (depuis 8 ans).

« Il porte actuellement une grande ulcération, prétibiale, venue
« manifestement par un processus nécrobiotique, étant donnée la
« coarctation de la peau sur tout le pourtour.

« Les bords en sont relevés, mais non décollés; elle varie entre
« six et sept centimètres de diamètre.

« Une autre ulcération de deux centimètres de diamètre se remar-
« que devant la malléole externe.

« Le traitement au sous-carbonate de fer est institué ; on tâche
« d'obtenir un rétablissement suffisant de la circulation des bords de
« la plaie par l'application de grands cataplasmes chauds renouvelés.

« Quinze jours après, la plus petite des ulcérations est fermée par
« une mince pellicule épidermique, mais la plus grande ulcération,
« située en pleine région sclérodermique, n'a pas sensiblement dimi-
« nué d'étendue. Son aspect est beaucoup plus satisfaisant, les bords
« sont amincis, le fond est devenu rose vif avec des bourgeons mo-
« dérement développés, mais la rétraction cicatricielle ne peut se pro-
« duire.

« Au moment où nous perdons de vue ce malade, on prend le parti
« de faire des scarifications sur les bord de son ulcère de manière à
« obtenir une plus grande latitude de rétraction. » Thèse de Maison,
obs. XII, p. 40.

Nous allons d'abord corriger quelques erreurs qui se
sont glissées dans cette observation et la compléter ensuite.

1° Quoi qu'en dise M. Maison, l'existence de la syphilis
chez ce malade n'est pas certaine. Il a eu, il est vrai, un
chancre il y a 29 ans ; mais ce chancre a été suivi de bu-
bon suppuré, il n'y a pas eu de manifestations secondaires,
et on ne constate aucune trace d'accidents postérieurs.

2° La première ulcération est d'origine traumatique
(coup de timon de voiture à la région prétibiale) et date
de vingt ans.

A l'époque où M. Maison perdit ce malade de vue,
c'est-à-dire au commencement de juin, le traitement par
le sous-carbonate de fer qui avait amené la guérison du
petit ulcère avait été complètement impuissant contre le
grand qui avait des bords durs et calleux.

On pratiqua les scarifications le 2 juin ; il n'y eut pas d'accidents inflammatoires aigus ; mais à partir de ce moment la cicatrisation se fit régulièrement et assez rapidement, puisque le 27 juillet, époque ou le malade fut envoyé à Vincennes, il restait à peine une petite plaie large comme une pièce de 1 franc de son large ulcère qui mesurait cinq et six centimètres.

Nous avons revu ce malade au mois de janvier, ou il est de nouveau venu dans le service.

Il nous dit qu'il est resté vingt jours à Vincennes ; puis, qu'il est sorti complètement guéri. Que depuis ce temps il a repris son travail, qui est assez pénible puisqu'il reste toute la journée à marcher ; qu'il n'a pas porté de bas varices, qu'il s'est contenté d'envelopper sa jambe avec une compresse. Cependant quoi qu'il n'ait pas pris les précautions voulues, il a pu continuer son travail pendant quatre mois sans accident, et la récidive qui l'oblige actuellement de revenir à l'hôpital, n'est pas comme on devrait s'y attendre une récidive du grand ulcère, mais bien du petit.

En effet au niveau de la malléole interne on voit une légère ulcération mesurant à peine 1 centimètre et demi, superficielle, donnant peu de pus. Au contraire la cicatrice du grand ulcère a à peu près le même aspect que les parties environnantes, elle est couverte de croûtelles blanchâtres. Les bords sont encore un peu saillants, mais la dépression cicatricielle est à peine sensible. Il n'y a dans cette partie nulle menace d'ulcération.

On traite la petite plaie par le sous-carbonate de fer et au bout de huit jours le malade sort guéri.

Observation IV (Personnelle).

Ch... Augustine, 52 ans, blanchisseuse, entre le 12 octobre au n° 6, salle Saint-Jean, service de M. le Dr Vidal.

Pas d'antécédents héréditaires ; pas de diathèse rhumatismale ; pas d'accidents vénériens ni syphilitiques; ni gourmes, ni maux d'yeux, ni maux d'oreilles dans l'enfance.

Petite vérole à l'âge de dix ans. La malade dit ne pas avoir fait abus de liqueurs alcooliques, et avoir un régime passable.

Il y a 8 ans elle reçut à la jambe droite, région prétibiale, un coup qui l'obligea à garder le repos au lit pendant quelques jours.

Cette partie de la jambe était restée douloureuse et la douleur augmentait par la fatigue. Six mois après cet accident, elle eut une rupture de varice en pleine rue, dans le voisinage de l'hôpital Saint-Louis ; elle perdit une assez grande quantité de sang ; on fut même obligé de l'apporter à l'hôpital pour faire arrêter l'hémorrhagie, mais elle n'y resta pas.

Une plaie succéda à cette perte de sang, petite, mais n'ayant aucune tendance à se cicatriser. Quelques mois après, nouvelle rupture, nouvelle hémorrhagie ; depuis ce moment l'ulcère alla augmentant tous les jours. Il est vrai que la malade ne prenait pas les soins nécessaires pour le faire cesser ; elle ne garda jamais le repos, elle allait seulement à la consultation de l'hôpital pour se faire panser.

On employa successivement des pansements à la glycérine, au vin aromatique, et les bandelettes de diachylon. Enfin au mois d'octobre, l'ulcère étant devenu très grand, la malade ayant beaucoup de peine à marcher se présenta à la consultation de M. le Dr Vidal, qui la reçut dans son service.

Actuellement : Large ulcération ovalaire datant de sept ans, comprenant toute la partie moyenne et interne de la jambe droite, mesurant dans l'axe du membre 11 cent. 1/2, transversalement 7 cent. 1/2, à bords durs, sinueux, déchiquetés par places, formant un gros bourrelet saillant tout autour de la plaie, le fond est fortement déprimé, dépourvu presque complètement de bourgeons charnus et d'une couleur gris sale, donnant une énorme quantité de matière sanieuse très fétide.

La partie interne du pied et la région de la malléole interne sont œdémateuses et douloureuses, surtout au niveau de la malléole.

L'œdème est dur et ne dépasse pas les malléoles.

Au niveau de la crête du tibia, la peau est lisse, tendue et fortement adhérente à l'os; il est impossible de la faire glisser sur les téguments sous-jacents.

La peau, dans le voisinage de la partie supérieure de l'ulcère, est lisse, luisante, blanchâtre et violacée par place, fortement sclérosée.

Cette sclérémie comprend environ les 2/3 de la jambe, offrant son maximum d'intensité au niveau de l'ulcération.

On remarque sur la jambe ulcérée quelques varices superficielles, mais les varices profondes sont en plus grand nombre.

Pansement. — Applications de cataplasmes d'amidon pendant huit jours.

19 octobre. — M. le Dr Vidal fait scarifier les bords de l'ulcère dans tout le pourtour; comme ces bords sont très élevés, les scarifications s'étendent de 2 cent. à 2 cent. 1/2 dans les parties saines.

L'opération est très bien supportée. Perte de sang peu abondante.

Applications de cataplasmes.

20 octobre. — La malade a peu souffert après les scarifications, la nuit a été bonne, pas de symptômes d'inflammation aiguë.

Les bords se sont déjà notablement affaissés; les parties scarifiées sont d'un rouge tendre.

Pansement. — Cataplasmes d'amidon.

25 octobre. — Il n'y a pas eu de manifestation de lymphangite; les bords sont complètement affaissés; la cicatrisation commence à sa partie inférieure. La quantité de pus est encore très abondante et fétide; on remplace les cataplasmes par la poudre de sous-carbonate de fer.

Le pansement est fait tous les deux jours d'abord, et ensuite tous les trois jours.

Après avoir saupoudré la plaie avec de la poudre de sous-carbonate de fer, on entoure la jambe avec un morceau d'ouate maintenu par une bande roulée, comprimant légèrement le membre.

3 novembre. — La plaie est en pleine voie de cicatrisation, les bourgeons charnus commencent à se développer sur le fond de l'ulcère; la quantité de pus est notablement diminuée et elle est beaucoup moins fétide.

Même pansement.

3 février. — L'ulcère est presque complètement cicatrisé, il reste une plaie à peine de la largeur d'une pièce de deux francs; mais il y a sur les parties environnantes et même sur le tissu cicatriciel une légère éruption d'eczéma.

Pansement. — Cataplasmes d'amidon.

6 février. — L'éruption a complètement disparu ; on revient au sous-carbonate de fer.

16 février. — La malade complètement guérie est désignée pour le Vésinet.

OBSERVATION V (Personnelle).

B..., 54 ans, ménagère, entre le 19 décembre 1882, salle Saint-Louis, n° 56, dans le service de M. le Dr Vidal.

Manifestations de scrofule dans l'enfance, maux d'yeux, maux d'oreilles, gourmes dans la tête. Bonne santé habituelle ; a contracté la syphilis en 1870 et a été traitée à cette époque à la Pitié par l'iodure de potassium. C'était probablement à l'époque des accidents secondaires, car la malade dit avoir eu sur le corps des rougeurs ressemblant à la rougeole et mal à la gorge.

Pas de manifestations de rhumatisme. Il y a trois mois la malade est entrée dans le service de M. le Dr Besnier pour une adénite sterno-mastoïdienne ; elle est restée deux mois dans ce service et a été traitée par l'iodure de potassium et le sirop d'iodure de fer à l'intérieur, et à l'extérieur par le sparadrap de Vigo pour les ulcérations. Elle a eu un enfant à 21 ans ; pendant sa grossesse les varices qu'elle avait déjà se sont développées et devenues douloureuses sans toutefois amener l'ulcération.

Sa nourriture est assez bonne ; elle boit, dit-elle, un demi litre de vin par jour, et jamais de petits verres, cependant elle présente des symptômes alcooliques assez marqués, tremblement des doigts, pituites le matin, rêvasseries pendant la nuit. Les fonctions digestives sont troublées ; souvent elle a de la diarrhée. Rien aux poumons, rien au cœur.

Actuellement on remarque sur les deux jambes une grande quantité de cicatrices, à bords curvilignes, déprimées, radiées au centre, quelques unes sont légèrement pigmentées en brun, la peau est légèrement amincie. Ces cicatrices résultent d'un assez grand nombre d'ulcérations que la malade a eues il y a quatre ans, et qui étaient probablement des gommes syphilitiques ulcérées, car elles ont été traitées dans les salles de M. Besnier par le Vigo.

A la partie interne de la jambe gauche, au-dessus de la malléole interne on voit une large ulcération à bords durs, élevés, saillants, réguliers·vers la partie postérieure, déchiquetés et taillés à pic à la partie inférieure et antérieure (au niveau de la malléole et vers la crête du tibia) où les téguments sont extrêmement adhérents ; le fond est dépourvu de bourgeons charnus, a un aspect gris sale, donne une énorme quaniité de matière sanieuse extrêmement fétide. Cette ulcéraration mesure 6 cent. 1/2 dans l'axe de la jambe, 5 cent. 1/2 transversalement et 8 cent. 1/2 dans son plus grand diamètre, c'est-à-dire obliquement. Elle date de quatre ans et n'a jamais guéri.

A la partie externe, presque sur la malléole externe, on voit une petite ulcération ovalaire datant de deux mois. Ses bords sont moins durs et moins élevés, mais comme la grande, elle donne beaucoup de matière purulente très fétide.

Elle mesure trois et six centimètres dans ses plus grands diamètres.

Au niveau du cou-de-pied il y a un œdème considérable, œdème dur, s'étendant sur le pied ; c'est un état éléphantiasique manifeste, la peau est rouge, tendue, brunâtre, ecchymotique sur certains points,

fendillée sur le cou-de-pied. Sur les autres parties de la jambe, outre
les cicatrices dont nous avons parlé, on voit des plaques écailleuses ou
plutôt croûteuses noirâtres ou jaunâtres.

Vu les accidents syphilitiques, M. le docteur Vidal prescrit le premier jour quatre grammes d'ioduré de potassium et un pansement au
chloral pour les ulcérations.

Le 26 décembre. — Après un nouvel examen M. Vidal croit que
l'ulcère peut tenir tout aussi bien aux varices et à l'état éléphantiasique du membre qu'a la syphilis et fait scarifier les bords du grand
ulcère.

A la suite des scarifications la malade a eu une poussée inflammatoire assez vive sans que la température dépassât toutefois 38° le soir.
Le matin elle était normale.

Après deux jours d'applications de cataplasmes l'inflammation a
complètement disparu ; les bords sont entièrement affaissés.

On panse le grand ulcère avec la poudre de fer et une légère
compression ouatée ; et le petit avec de l'eau oxygénée ; mais
au lieu de faire le pansement tous les trois jours, la fétidité est telle
qu'on est obligé de le faire tous les jours.

Le 8 janvier, les bourgeons charnus commencent à se développer
sur les bords ; le fond a pris une couleur rouge vif ; mais la quantité
de pus est encore très considérable.

On continue le même traitement.

Au moment où nous perdons la malade de vue, le petit ulcère est
complètement cicatrisé, et le grand est en pleine voie de réparation,
il reste encore une petite surface ovalaire mesurant 1 centimètre et demi
de largeur et 3 cent. de longueur.

La cicatrice est au niveau des parties voisines. L'œdème du cou-
de-pied a peu diminué.

CHAPITRE III

Dans cette dernière partie de notre étude nous allons essayer de montrer quel changement profond apportent les scarifications dans l'état des ulcères, et combien elles l'emportent sur l'incision en fer à cheval de Gay et sur l'incision circonférentielle de Dolbeau.

Lorsqu'en 1853, Gay pratiqua avec succès une incision en fer à cheval autour de la partie inférieure d'un ulcère dont la guérison se faisait attendre, il n'avait en vue qu'une chose : libérer les tissus, et par conséquent favoriser leur glissement. « Il était convaincu que la guérison ne s'opère « point quand les tissus environnants sont incapables de « céder à la traction de la cicatrice, quand la peau est pour « ainsi dire immobilisée sur les parties sous-jacentes par « l'infiltration plastique. »

« Pour lui c'est donc le *glissement de la peau* sur les « parties sous-jacentes qui est la cause du travail cicatri-« ciel. » Thèse de Lafaye. P. 27.

Quelques années plus tard, Dolbeau reprenant et modifiant le procédé de Gay vit autre chose que la contraction dans le résultat obtenu.

D'après le chirurgien français, la stagnation du sang veineux dans les veines variqueuses joue un grand rôle dans la production des ulcères ; et, l'ulcère une fois produit, cette stagnation serait, non-seulement l'origine de la plupart des complications qui peuvent l'accompagner en déterminant par surcharge veineuse un état sub-inflammatoire dans les tissus environnants, mais encore une cause du défaut de tendance à la cicatrisation par suite de l'alanguissement de la nutrition.

Agissant d'après ces considérations, Dolbeau se proposa donc, par l'incision circonférentielle. d'isoler l'ulcère des autres parties malades, de le soustraire à l'influence des varices par une tranchée, de l'obliger à se créer une circulation propre, « une circulation supplémentaire plus jeune, « plus active et plus profonde. » Thèse de Lafaye.

Telles sont les théories de Gay et de Dolbeau. Toutes les deux sont ingénieuses, mais toutes les deux elles sont insuffisantes et incomplètes comme le procédé de ces deux auteurs.

En effet, il ne suffit pas de libérer les tissus et de favoriser leur glissement, de vouloir créer une circulation nouvelle, il faut mettre les parties où elle doit s'établir dans une condition favorable.

Aussi doit-on se préoccuper des bords de l'ulcère, durs, surélevés, calleux, taillés à pic, épaissis « par une gangue « colorée en rose, granuleuse, traversée par des bandes « fibreuses, et des fibres élastiques, où on voit des cellules « rondes dégénérées, des vaisseaux thrombosés et du pig- « ment brun jaunâtre qui semble provenir de sang infil- « tré. » Quénu. *Revue mensuelle de médecine et de chirurgie*, N° 10 nov. 1882.

Or, l'incision circonférentielle a bien peu de prise sur tout cet élément morbide qui entoure l'ulcère et entrave à la fois la circulation et la marche cicatricielle. Elle ne fera pas disparaître les bords calleux, ne rétablira pas le courant sanguin dans les vaisseaux thrombosés ou étouffés par le tissu fibreux et élastique qui domine dans cette région.

Les scarifications, au contraire, en hachant, en dilacérant les bords, détruisent ces callosités ou du moins les divisent en une quantité considérable de petits fragments qui ne peuvent plus opposer de résistance. Cette gangue fibreuse, principale cause de l'induration et de l'élévation des bords, est aussi complètement divisée.

Les vaisseaux sanguins et les filets nerveux sont sectionnés en tous sens et modifiés par l'action irritative qui résulte de leur section.

On comprend facilement qu'alors la circulation qu'avait en vue Dolbeau, puisse s'établir plus active et plus prompte, toutes les causes opposées à son rétablissement ayant disparu.

Ne peut-on pas supposer aussi que, comme dans les affections qui déterminent un épaississement du derme, le sycosis en particulier, les scarifications modifient profondément tous les éléments dégénérés, non-seulement en les divisant, mais en déterminant une inflammation secondaire qui amène leur régression ?

M. Lafaye a déjà signalé cette action, car il ajoute après avoir exposé la théorie de Dolbeau : « Nous croyons à « une autre action que nous ne craindrons pas d'appeler « *vitale*, action irritative, qui s'étend sur un certain rayon « sous l'influence du traumatisme dû à l'incision elle-« même. En effet, sous l'influence de cette irritation, les « tissus intéressés par l'incision sont enflammés, et il s'y « forme des bourgeons qui se couvrent d'épithélium. »

« N'est-il pas rationnel de penser que cette irritation se
« fait sentir à distance sur la zône ulcérée et y provoque
« un travail semblable. » Lafaye, 1875.

Cette action, que nous mettrions volontiers en doute
pour l'incision circonférentielle, car une simple section cir-
culaire n'est pas suffisante pour produire une semblable
modification à distance et à travers deux ou trois centimètres de tissu sclérosé, existe réellement pour les scarifications. A la suite de toutes ces incisions quadrillées qui
constituent un véritable traumatisme sur tout le pourtour
de l'ulcère, l'irritation doit être bien plus puissante puisque les tissus sont intéressés sur un plus grand nombre de
points, et bien plus efficace sur l'ulcération puisqu'elle
n'est séparée de cette dernière par aucun intermédiaire.

Pour nous, cette action inflammatoire joue un rôle considérable dans le travail de réparation et mérite bien le
nom d'action vitale.

Nous avons vu, dans un cas (Obs. I) où l'irritation avait
été assez vive pour déterminer une légère poussée de lymphangite qui fut rapidement calmée par l'application de
quelques cataplasmes, la cicatrisation marcher si vite qu'en
moins de trois semaines un ulcère calleux ne mesurant pas
moins de 8 centimètres sur 10 centimètres sur une jambe
éléphantiasique, fut presque complètement cicatrisé, et le
malade put sortir de l'hôpital pour reprendre ses occupa-
tions.

Nous devons aussi examiner l'état de la cicatrice qui suc-
cède au traitement par les scarifications.

Avec les anciennes méthodes les bords de l'ulcère ne
subissant que des modifications passagères, Follin a pu

dire avec raison : « grâce à la persistance des callosités, il
« reste une dépression profonde, une sorte de coup de
« hache. » Follin. *Traité de path. ext.* T. I, P. 125.

Avec les scarifications qui, au contraire, tendent à faire
disparaître la dureté et l'épaississement des bords, la cicatrice est presque toujours au niveau des parties voisines ;
sans doute elle est encore apparente et garde les caractères
des tissus cicatriciels, mais le coup de hache n'existe
plus. Nous avons en outre remarqué que comme celle du
lupus elle était généralement assez souple.

C'est là un point important, car il diminue de beaucoup
les chances de récidives.

Un fait semble le prouver.

Le malade que nous avons eu occasion de revoir après
sa guérison (obs. III) portait deux ulcères : un grand à
bords durs et calleux, traité par les scarifications, un petit,
simple et superficiel, guéri par la poudre de sous-carbonate
de fer.

Ce malade ayant travaillé après sa guérison, sans pren-
dre les précautions nécessaires, a eu une récidive. Or ce
n'est pas comme on aurait dû s'y attendre, sur le grand
ulcère que la récidive a eu lieu, mais bien sur le petit.

Donc à égalité de fatigue, puisque les deux ulcères se
trouvent sur la même jambe, la cicatrice de l'ulcère compliqué a mieux résisté que celle de l'ulcère simple.

Ce résultat s'explique parfaitement par la profonde modification apportée dans la vitalité des téguments et dans
la circulation, par les incisions multiples qui constituent
ces scarifications, et par les quelques remarques que nous
venons de faire sur l'état de la cicatrice.

CONCLUSIONS

La supériorité des scarifications sur l'incision circonférentielle nous paraît indiscutable.

Le procédé de M. le Dr Vidal possède tous les avantages du procédé de M. le professeur Dolbeau, et a un plus
haut degré, sans avoir un seul de ses inconvénients.

Par l'incision circonférentielle il peut se faire ou « que
« les lèvres de l'incision s'écartent considérablement, et
« qu'il se produise à ce niveau une vaste surface de sup-
« puration. M. le professeur Dolbeau regarde ce fait
« comme une circonstance fâcheuse, et comme une *com-
« plication*. Loin de favoriser, le travail cicatriciel de l'ul-
« cère, cet excès du résultat obtenu en retarde au contraire
« la marche, » ou bien « il peut arriver que les lèvres de
« l'incision restent agglutinées dans une partie de leur con-
« tour (Lafaye). » Ce qui est une nouvelle complication,
puisque le Dr Nussbaum conseille de disséquer les lèvres de
l'incision quand elles sont adhérentes aux parties profondes.
Il est vrai que cette pratique douloureuse est rejetée par
Dolbeau.

Avec les scarifications quadrillées il n'y a rien de pareil
à craindre, puisqu'au lieu d'une seule plaie on a tout le
contour de l'ulcère entièrement haché, et que toutes ces
petites plaies se réunissent immédiatement par première intention.

L'incision circonférentielle, de l'avis même de son auteur, n'agit sur l'ulcère qu'indirectement, en créant une circulation nouvelle qui ne s'établit pas toujours puisqu'il
peut arriver que les lèvres de la plaie s'écartent trop ou
pas assez et que le principal obstacle à cette circulation, les
callosités, n'est pas détruit.

Les scarifications en dilacérant les bords agissent direc-
tement sur l'ulcère et tendent à faire disparaître les callosités ; plns que le procédé de Dolbeau, elles sont donc pro-
pres à rétablir la circulation entravée, à modifier la vitalité
des téguments, à faire naître cette inflammation secondaire
que Lafaye appelait *vitale*.

Avec l'incision circonférentielle on est souvent obligé
d'avoir recours à une seconde opération ; avec les incisions
multiples nous avons toujours vu la première suffire.

S'il n'y a qu'une partie des bords qui soit indurée on
est obligé de circonscrire tout l'ulcère, ou on retombe dans
le procédé de Gay, puisque la circonvallation entière en est
la seule distinction. On peut au contraire faire porter les
scarifications sur telle ou telle partie, et respecter telle ou
telle autre.

Le procédé des scarifications est tout aussi simple que
l'incision circonférentielle et ne demande pas plus de précautions ; il est à la portée de tous les praticiens, aussi
bien à la ville qu'à la campagne, et pour peu qu'on ait
l'hàbitude de scarifier l'opération se fait presque aussi vite.

C'est assurément le meilleur procédé jusqu'alors ; celui
qui rendra le plus de services dans cette cure si difficile
des ulcères. En effet si la cicatrisation ne marche pas toujours aussi vite que nous l'avons vu dans quelques cas, il

a du moins pour effet immédiat et constant d'amener le
dégorgement et l'affaissement des bords, de dissocier les
callosités et de mettre l'ulcère dans la meilleure voie de réparation.

Quant à ses indications, elles sont claires et précises et
quoique beaucoup de chirurgiens aient conseillé d'user de
tous les moyens avant d'avoir recours au bistouri, nous
croyons que, toutes les fois qu'on se trouvera en présence
d'un ulcère datant de longtemps, à bords durs, surélevés,
à fond déprimé, existant sur un membre éléphantiasique
ou dans une région sclérosée, on agira sagement et dans l'in-
térêt du malade, en pratiquant des scarifications ; car, comme
le dit Benj. Bell, on attendra en vain la guérison tant que
les callosités subsisteront.

INDEX BIBLIOGRAPHIQUE

Galien. — Liv. IV de la Méthode, chap. II, page 238.

Amb. Paré. — OEuvres d'A. Paré. T. II, page 253. Ed. Malgaigne.

Boyer. — Traité des maladies chirurgicales. T. II.

Benj. Bell. — Traité des ulcères. Trad. Bosquillon.

Ph. Boyer. — Rapport au conseil des hôpitaux, 1831.

Lallemand. — Journal des connaissances médicales de Montpellier, 1834, page 63.

Rigaud. — Thèse pour l'agrégation de Montpellier, 1839.

Marjolin. — Dictionnaire en 30 vol. T. XXX (1840), page 10.

Ch. Pellenc. — Thèse de Montpellier. De l'ulcère simple, 1867, n° 39.

Conté. — Archives générales de médecine. T. III, 1843.

Gay. — Archives générales de médecine, 1853, page 345 ; et Lancet, 1853, page 450.

Gaudard. — Etude critique sur l'ulcère variqueux. Thèse de Paris, 1872, n° 249.

Picard. — Etude clinique de l'ulcère variqueux. Thèse de Paris, Paris, 1873, n° 11.

Verneuil. — Revue thérapeutique médico-chirurgicale (1854-55).

Séjournet. — Thèse de Paris, 1877, n° 326.

Lafaye. — Du traitement des ulcères de jambes par l'incision circonférentielle. Thèse de Paris, 1875.

Maison. — Traitement des ulcères par le sous-carbonate de fer. Thèse de Paris, 1882.

Quénu. — Étude sur la pathogénie des ulcères. Revue mensuelle de médecine et de chirurgie, n° 10. Nov. 1882.

Imp. A. DERENNE, Mayenne. — Paris, boul. Saint-Michel, 52.

Imprimerie A. DERENNE, Mayenne. -- Paris, boulevard Saint-Michel, 52.

9 782019 657901